BEI GRIN MACHT SICH IHR WISSEN BEZAHLT

AF173546

- Wir veröffentlichen Ihre Hausarbeit, Bachelor- und Masterarbeit

- Ihr eigenes eBook und Buch - weltweit in allen wichtigen Shops

- Verdienen Sie an jedem Verkauf

Jetzt bei www.GRIN.com hochladen und kostenlos publizieren

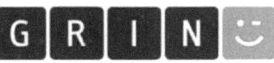

Melanie Lowas, Dorle Gerbracht

Die Entwicklung der Operationen am Herzen nach Alter und Geschlecht in der fallpauschalenbezogenen DRG-Statistik, Deutschland, 2005 - 2008

GRIN Verlag

Bibliografische Information der Deutschen Nationalbibliothek:

Die Deutsche Bibliothek verzeichnet diese Publikation in der Deutschen National-
bibliografie; detaillierte bibliografische Daten sind im Internet über http://dnb.d-
nb.de/ abrufbar.

Impressum:

Copyright © 2010 GRIN Verlag GmbH
Druck und Bindung: Books on Demand GmbH, Norderstedt Germany
ISBN: 978-3-640-73278-4

Dieses Buch bei GRIN:

http://www.grin.com/de/e-book/159942/die-entwicklung-der-operationen-am-
herzen-nach-alter-und-geschlecht-in

GRIN - Your knowledge has value

Der GRIN Verlag publiziert seit 1998 wissenschaftliche Arbeiten von Studenten, Hochschullehrern und anderen Akademikern als eBook und gedrucktes Buch. Die Verlagswebsite www.grin.com ist die ideale Plattform zur Veröffentlichung von Hausarbeiten, Abschlussarbeiten, wissenschaftlichen Aufsätzen, Dissertationen und Fachbüchern.

Besuchen Sie uns im Internet:

http://www.grin.com/

http://www.facebook.com/grincom

http://www.twitter.com/grin_com

Fakultät für Gesundheitswissenschaften

AG 3 – Epidemiologie & International Public Health

Studiengang: Health Communication, Bachelor of Science

Die Entwicklung der Operationen am Herzen nach Alter und Geschlecht in der fallpauschalenbezogenen DRG-Statistik, Deutschland, 2005 - 2008

Name

Dorle Gerbracht

Melanie Lowas

Vorgelegt am   13.08.2010

Inhaltsverzeichnis

Abkürzungsverzeichnis

Abs.	Absatz
ca.	circa
DIMDI	Deutsches Institut für medizinische Dokumentation und Information
DRG	Diagnosebezogene Fallgruppen
GKV	Gesetzliche Krankenversicherung
InEK	Institut für das Entgeltsystem im Krankenhaus
KHEntgG	Krankenhausentgeltgesetz
KHG	Krankenhausfinanzierungsgesetz
OP	Operation
OPS	Operationen- und Prozedurenschlüssel
SGB	Sozialgesetzbuch
sog.	sogenannt(e/er)
u. a.	unter anderem
u.m.	und mehr
z. B.	zum Beispiel

Abbildungs- und Tabellenverzeichnis

1 Einleitung

Herzerkrankungen gehören seit Jahrzehnten zu den wichtigsten Volkserkrankungen. Sie führen seit Jahren die Todesursachenstatistik an und gehören neben Neubildungen zu den häufigsten Krankheiten in Deutschland. Darüber hinaus zählen sie zu den größten Kostenfaktoren für das deutsche Gesundheitswesen[1].

Aufgrund steigender finanzieller Belastungen u.a. in Folge des medizinischen Fortschritts und des demographischen Wandels ist auch die Therapie von Herzerkrankungen für ein GKV-dominiertes Gesundheitssystem in Deutschland von immenser Bedeutung. Zu den kostenintensivsten Behandlungsoptionen steht neben Medikamenten die operative Intervention am Herzen[2] – im Gegensatz zu einer individuellen Veränderung von Lebensstil und Verhalten müssen sich diese Optionen deshalb oft einer kritischeren ökonomischen Betrachtungsweise unterziehen.

Dieser Gesundheitsbericht soll eine verlässliche Datengrundlage für Krankenkassenfunktionäre und -mitarbeiter bieten, die sich aus themenbezogenen, ökonomischen oder gesundheitspolitischen Gründen mit der Entwicklung der Operationen am Herzen in Deutschland von 2005 bis 2008 befassen.

Dafür werden zunächst der wissenschaftliche Hintergrund erörtert, die Methoden der Datenbeschaffung und -aufbereitung dargelegt sowie die Ergebnisse beschrieben. Anschließend werden die geschlechtsspezifischen und altersbezogenen Auffälligkeiten diskutiert und Handlungsempfehlungen abgeleitet.

2 Hintergrund

Das Herz pumpt in jeder Minute ca. fünf Liter Blut durch den Körper und sorgt dafür, dass jede Zelle mit Nährstoffen versorgt wird[3]. Diese zentrale Rolle macht dieses Organ lebenswichtig und setzt das aufeinander abgestimmte Ineinandergreifen aller Funktionsbereiche des Herzens voraus. Wie jeder Bereich des Körpers unterliegt auch das Herz degenerativen Prozessen, so dass das Risiko, an einer Herzerkrankung zu erleiden neben genetischen Voraussetzungen stark vom Alter abhängt. Kommen ungünstige Faktoren durch Rauchen, Fehlernährung, Übergewicht und mangelnde körperliche Bewegung sowie Diabetes

---

[1] Löwel, H., 2006, S.30.
[2] Bruckenberger, E., 2009
[3] PflegeWiki 2010

mellitus oder Fettstoffwechselstörungen hinzu, steigt das Risiko, an einer durch Gefäßwandveränderungen verursachten sog. koronaren Herzerkrankung zu erleiden um ein Vielfaches[4].

Fortschritte im medizinischen Bereich verbessern den Zugang und die Ergebnisqualität von therapeutischen Interventionen für Betroffene: so verzeichnet sich in den letzten 30 Jahren ein Rückgang der Sterblichkeit an den häufigsten Herzkrankheiten[5]. Dieser Rückgang ist jedoch nicht über alle Altersklassen gleichmäßig verteilt: in höheren Altersgruppen steigt die Sterblichkeit. Hervorzuheben ist z. B. die Gruppe der über 90 Jahre alten Frauen, bei denen die Herzinfarktsterblichkeit seitdem zugenommen hat[6].

Dieser augenscheinlich rückläufige Trend in den mittleren Altersgruppen schwächt sich seit Ende der 90-er Jahre jedoch wieder ab. Gründe hierfür sind in einer stagnierenden Zahl aktiver Raucher sowie weniger neu erkannten und damit weniger neu behandelten Bluthochdruckpatienten und auch Zunahmen von Übergewicht und/ oder Bewegungsmangel und/ oder Diabetes mellitus zu sehen.[7]

Verantwortlich für den aktuellen Rückgang der Sterblichkeit bei Herzerkrankungen sind enorme Fortschritte im Bereich der Medizin: Fortschritte in der medikamentösen Behandlung, in der Notfallmedizin und - für diesen Gesundheitsbericht relevant - im Bereich der operativen Möglichkeiten.

Für viele herzerkrankte Patienten sind die Errungenschaften der operativen Kardiologie eine Aussicht auf mehr Lebensqualität und gewonnene Lebensjahre. Operationen an den Koronargefäßen, allen voran die Bypass-Operation, sowie Herzklappenoperationen, das Implantieren von Herzschrittmachern und auch die Transplantation eines neuen Herzens stehen heute auf der Tagesordnung. Verbesserungen der Operationstechniken haben dazu geführt, dass auch immer ältere Patienten operiert werden können. Während noch 1990 die Altershöchstgrenze für einen derartigen Eingriff bei 65 Jahren lag[8] ist das Durchschnittsalter des herzchirurgischen Patienten inzwischen auf 68,8 Jahre angestiegen. Allein der Anteil der über 80-jährigen OP-Patienten macht 10 % aller am Herzen operierten Patienten aus[9].

---

[4] Baer, F.M., Rosenkranz, S., 2009; RKI, 2006, S.18
[5] Bruckenberger, E. 2009, S. 129; RKI, 2006
[6] Löwel, H. 2006
[7] Stierle, U. 2008
[8] Bruckenberger, E. 2009
[9] Bruckenberger, E. 2009, S. 79

Alle operativen Ereignisse und Prozeduren, die vom Zeitpunkt der Aufnahme in ein Krankenhaus bis zur Entlassung vorgenommen werden, sind im amtlichen Operationen- und Prozedurenschlüssel (OPS) abbildbar. Diese dienen den Krankenhäusern als Berechnungsgrundlage der Leistungsvergütung mit den Krankenkassen. Die vorgenommenen Herzoperationen und –prozeduren werden nach dem 2004 eingeführten DRG-System mit dem OPS 5-35 bis 5-37 angegeben. Der OPS wird mittlerweile jährlich neu vom Deutschen Institut für medizinische Dokumentation und Information (DIMDI) bereitgestellt. [10]

Dabei lässt sich das Verschlüsselungssystem bezogen auf die Herzoperationen grob einteilen in

- 5-35: Operationen an den Klappen und Septen des Herzens sowie herznaher Gefäße, in diesem Bereich spielt der „Ersatz von Herzklappen durch eine Prothese" die größte Rolle.
- 5-36: Operationen an den Koronargefäßen, hierunter ist die häufigste Methode das Anlegen eines Aorto-koronaren Bypasses in der OPS-Statistik mit 93.171 absoluten Fällen in 2008 auf Rang 41 aller OPS dieses Jahres. Das ist ein chirurgischer Eingriff, bei dem ein Umgehungskreislauf zwischen der Hauptschlagader und einer Herzkranzarterie hergestellt wird. Dieser herzchirurgische Eingriff kann inzwischen schon minimal-invasiv, das heißt ohne Brustkorböffnung und Einsatz der Herz-Lungen-Maschine, erfolgen.
- 5-37: Rhythmuschirurgie und andere Operationen an Herz und Perikard, am häufigsten ist die Implantation eines Herzschrittmachers und Defibrillators mit 96.842 absoluten Fällen des Jahres 2008 und auf Rang 39 aller Operationen der vollstationären Patienten in Krankenhäusern[11].

In der OPS-Statistik des Statistischen Bundesamtes ist dieser dreistellige Code der Operationen und Prozeduren am Herzen weiter differenziert in insgesamt 24 (2005) bzw. 26 (2006-2008) vierstellige Codes.

---

[10] GBE-Bund 2010b
[11] GBE-Bund 2010c

An dieser Stelle soll explizit darauf hingewiesen werden, dass der OPS ein Abrechnungssystem der Krankenhäuser darstellt und aus diesem Grund nicht dafür konzipiert wurde, auch epidemiologische Fragestellungen zu beantworten[12].

3   Datenquellen und Methodik

Die Anzahl der Operationen und Prozeduren der fallpauschalenbezogenen DRG-Statistik, die dem Bericht zugrunde liegen, werden vom Statistischen Bundesamt als Datenhalter übernommen. Mit dem amtlichen Operationen- und Prozedurenschlüssel (OPS, bis 2004 OPS-301) werden Operationen und andere medizinische Prozeduren in der stationären Versorgung und im Bereich der ambulanten Operationen verschlüsselt[13]. Die Daten der Operationen und Prozeduren auf Basis des 4-stelligen OPS der vollstationären Patientinnen und Patienten in Krankenhäusern liegen differenziert nach Zeitraum (2005 – 2008), Altersgruppen und Geschlecht vor.

Das auf Fallpauschalen basierende DRG-Vergütungssystem wurde im Jahr 2000 eingeführt. Dem voraus ging eine Novellierung der Krankenhausfinanzierung mit dem Ziel das bisherige System der Krankenhausvergütung auf eine leistungsorientierte Vergütung umzustellen. Das DRG-Vergütungssystem fasst eine Vielzahl unterschiedlicher Diagnosen und Krankheitsarten zu einem Katalog von Abrechnungspositionen zusammen, und ist somit als eine reine Abrechnungsziffer zu verstehen.[14]

Die DRG-Datenstelle bzw. das Institut für das Entgeltsystem im Krankenhaus (InEK) erhebt die Daten nach §21 KHEntgG zur Weiterentwicklung des DRG-Vergütungssystems.[15] Alle Krankenhäuser die nach dem DRG-Vergütungssystem abrechnen und dem Anwendungsbereich des §1 Krankenhausentgeltgesetz (KHEntgG) unterliegen, werden jährlich in einer Vollerhebung durch das InEK erhoben. Krankenhäuser die in dieser Erhebung berücksichtigt werden sind Krankenhäuser nach §2 Nr.1 des Krankenhausfinanzierungsgesetzes (KHG), einschließlich der in den §§3,5 des KHG genannten Krankenhäuser, soweit sie zu den Krankenhäusern nach §107 Abs. 1 des Fünften Buches Sozialgesetzbuch (SGB V) gehören. Krankenhäuser sind verpflichtet ihre

---

[12] Müller, T. 2009
[13] Statistisches Bundesamt 2010
[14] Wirtschaftslexikon24 2010
[15] GBE Bund 2010d

Abrechnungsdaten an die DRG-Datenstelle weiterzuleiten, eine direkte Weiterleitung an das statistische Bundesamt findet nicht statt, somit handelt es sich bei dem diesem Bericht zugrunde liegenden Datensatz, die Anzahl der Operationen und Prozeduren (OPS), um eine Sekundärstatistik.

Eine weitere Statistik die in die Berechnungen dieses Berichtes mit einfließt ist die jährliche Fortschreibung der Bevölkerung nach Geburts- und Altersjahren, die Durchschnittsbevölkerung zum Stichtag. Dieser Statistik liegen die Ergebnisse der natürlichen Bevölkerungsbewegung über die Geburten und Sterbefälle, Eheschließungen und Ehelösungen sowie der Wanderungsstatistik über die Zu- und Fortzüge zugrunde. Die Daten dieser Statistik werden fortgeschrieben auf Basis der Volkszählung vom 25. Mai 1987. Die statistischen Ämter der jeweiligen Bundesländer sind für die bundeslandbezogene Fortschreibung verantwortlich. Durch eine Addition der Länderergebnisse lässt sich das Bundesergebnis ermitteln. Bei dieser Statistik handelt es sich um eine Primärstatistik, Datenhalter ist das statistische Bundesamt[16].

In der Ergebnisdarstellung wird auf die Alters- und Geschlechtsstruktur eingegangen. In einem ersten Schritt wird dabei die altersspezifische Entwicklung der OPS 5-35 bis 5-37 in einem zeitlichen Verlauf der Jahre 2005 bis 2008 dargestellt. Bei den Fallzahlen die diesem Teil des Ergebnisberichts zugrunde liegen handelt es sich um absolute Fallzahlen. Um den prozentualen Anteil der jeweiligen Altersgruppe darzustellen wurden den Fallzahlen die entsprechenden Prozentwerte zugeordnet, so lassen sich altersgruppenspezifische Fallzahlen vergleichen.

In einem weiteren Schritt werden die geschlechtsspezifischen Raten miteinander verglichen, um die Anzahl der Eingriffe in Relation zur Gesamtbevölkerung, nach biologischem Geschlecht, zu setzen. Dazu werden die absoluten Fallzahlen der jeweiligen DRG-Statistik, der OPS 5-35 bis 5-37, durch die Anzahl der fortgeschriebenen männlichen und weiblichen Durchschnittsbevölkerung in der jeweiligen Altersgruppe dividiert. Die sich daraus ergebenden Werte werden mit 100.000 multipliziert um eine Rate zu erhalten, die sich auf jeweils 100.000 Männer und Frauen bezieht. Auf diese Weise lassen sich die Anzahl der OPS 5-35 bis-5-37 in Bezug zur männlichen und weiblichen Gesamtbevölkerung darstellen.

---

[16] GBE-Bund 2010e

Die Zahlen sind nicht altersstandardisiert, weil kein wesentlicher Unterschied in der Altersstruktur zwischen 2005 und 2008 zu erwarten ist, und die Trendbeschreibung sich ausschließlich auf eine Region, nämlich Deutschland, bezieht.

Zur Datenqualität lässt sich anmerken, dass bei der Berechnung der Rate, also wie hoch die Anzahl der OPS 5-35 bis 5-37 sowohl bei Männern und Frauen als auch altersspezifisch ist, die Daten der fortgeschriebenen Bevölkerung verwendet wurden. Die Daten basieren auf einer jährlichen Fortschreibung der Daten der letzten Volkszählung vom 25. Mai 1987. Mögliche Differenzen zwischen fortgeschriebener und tatsächlicher Bevölkerung lassen sich nicht ausschließen.

Die Datenqualität der OPS wird vom InEK beurteilt. Die übermittelten Daten an das InEK werden plausibilitäts- und Konformitätsprüfungen unterzogen, über deren Ergebnis die Krankenhäuser ein Prüfprotokoll erhalten Die Krankenhäuser sind verpflichtet, die darin markierten Datensätze auf Fehler zu prüfen, ggf. zu korrigieren und erneut (korrigiert) zu übermitteln[17]. Durch dieses Verfahren ist eine hohe Genauigkeit der Daten zu erwarten.

4 Ergebnisteil

Im Ergebnisteil soll die Entwicklung der Operationen und Prozeduren 5-35 bis 5-37 der fallbezogenen DRG-Statistik dargestellt werden, schwerpunktmäßig werden hier sowohl die altersspezifische Trendentwicklung des Zeitraumes 2005 bis 2008, als auch die geschlechtsspezifische Entwicklung desselben Zeitraumes dargestellt.

---

[17] InEK 2010

4.1 Altersspezifische Darstellung nach Bezugsjahr

Tabelle 1: Absolute Fälle der OPS 5-35 bis 5-37 beider Geschlechter, Deutschland, 2005 bis 2008

Alter in Jahren	2005		2006		2007		2008	
	Anzahl	Anteil in %	Anzahl	Anteil in %	Anzahl	Anteil in %	Anzahl	Anteil in %
0	5.422	1,74	5.643	1,80	5.572	1,69	5.732	1,71
1 - 4	1.762	0,56	1.776	0,57	1.935	0,59	1.861	0,56
5 - 9	900	0,29	919	0,29	913	0,28	959	0,29
10 - 14	733	0,23	731	0,23	832	0,25	741	0,22
15 - 19	824	0,26	911	0,29	968	0,29	947	0,28
20 - 24	737	0,24	900	0,29	849	0,26	982	0,29
25 - 29	766	0,25	786	0,25	905	0,27	1.054	0,32
30 - 34	1.134	0,36	1.207	0,38	1.155	0,35	1.294	0,39
35 - 39	2.148	0,69	2.424	0,77	2.264	0,69	2.365	0,71
40 - 44	4.294	1,38	4.606	1,47	4.852	1,47	4.746	1,42
45 - 49	7.736	2,48	7.699	2,46	8.650	2,62	8.741	2,62
50 - 54	13.460	4,31	13.333	4,25	13.814	4,18	13.847	4,14
55 - 59	19.108	6,13	19.746	6,30	21.274	6,44	22.236	6,65
60 - 64	33.042	10,59	28.594	9,12	28.140	8,52	27.402	8,20
65 - 69	54.723	17,54	53.539	17,07	55.374	16,76	53.032	15,87
70 - 74	57.871	18,55	58.795	18,75	63.157	19,12	66.493	19,89
75 - 79	55.951	17,94	57.348	18,29	60.762	18,39	60.017	17,96
80 - 84	35.057	11,24	36.109	11,52	38.249	11,58	39.744	11,89
85 - 89	11.300	3,62	13.621	4,34	16.199	4,90	17.831	5,33
90 u. m.	4.995	1,60	4.874	1,55	4.524	1,37	4.238	1,27

Eigene Darstellung und Berechnung,

Datenhalter: Statistisches Bundesamt 2010

Der Anteil der OPS 5-35 bis 5-37 der unter Einjährigen liegt in den Jahren 2005 bis 2008 relativ stabil bei ca. 1,7 bzw. 1,8 Prozent der gesamten OPS des jeweiligen Jahres. Nach Erlangen des ersten Lebensjahres sinkt die Fallzahl stark ab. In der Altersgruppe der 1-4-Jährigen sind nur noch zwischen 0,56% bis 0,59% Anteil der OPS bezogen auf das jeweilige Jahr zu verzeichnen. Dies bedeutet eine Absenkung von ca. 5.500 bis 5.700 Fällen innerhalb des ersten Lebensjahrs auf ca. 1.700 bis 1.900 in der Altersgruppe der 1-4-Jährigen. Diese Anzahl sinkt noch weiter innerhalb der folgenden Altersgruppe der 5-9-Jährigen und bleibt ab dieser Altersgruppe auf einem konstant niedrigen Niveau das zwischen 0,3% bis 0,7% bzw. 900 bis 2.400 Fälle bis zum 39. Lebensjahr liegt. Damit ist die absolute Zahl der OPS 5-35 bis 5-37 mit circa 10.000 in den Altersjahren von 1-39 nur etwa doppelt so hoch wie die absolute OPS-Zahl der unter Einjährigen.

Ab dem 40. Lebensjahr steigen die OPS Fallzahlen bis zur Altersgruppe der 70-74-Jährigen sukzessive an, dies lässt sich bezogen auf den gesamten Zeitverlauf (2005 -2008) feststellen.

In der Altersgruppe der 40-44-Jährigen liegt der prozentuale Anteil bezogen auf das Bezugsjahr aller Operationen und Prozeduren zwischen 1,38% und 1,47%. Dieser prozentuale Wert und die damit verbundenen Fallzahlen verdoppeln sich ungefähr von ca. 4.200 bis 4.800 Fällen in der Altersgruppe der 40-44-Jährigen auf 13.400 bis 13.800 Fälle in der Altersgruppe der 50-54-Jährigen.

In der Altersklasse der 55-59-Jährigen steigen die Fallzahlen zwar nach wie vor kontinuierlich, aber die Anzahl der Fälle steigt in geringerem Maße als in der vorhergehenden Altersgruppe. So sind es in der Altersklasse der 55-59-jährigen noch ca. 6,1% bis 6,7% Anteil der OPS bezogen auf das jeweilige Bezugsjahr. Diese Entwicklung hält bis zum 60. bis 64. Lebensjahr an.

Die Anzahl der Fälle in den Altersgruppen der 60-64-Jährigen von ca. 8% bis 10% bezogen auf das jeweilige Jahr steigt bis zur Altersgruppe der 70-74-Jährigen auf 18,5% bis 19,8% der Anzahl der Fälle bezogen auf das Bezugsjahr. Den Höhepunkt und die größte Anzahl aller OPS bezogen auf das Bezugsjahr lässt sich auch in dieser Altersgruppe der 70 -74-Jährigen feststellen. Ab dem 75. bis 80. Lebensjahr sinken die Fallzahlen kontinuierlich bis zum Ende der Altersgruppen (90 Jahre und älter) ab.

Der größte Anteil aller Operationen und Prozeduren 5-35 bis 5-37 liegt somit in der Altersgruppe der 60-89-Jährigen und aufwärts. Es lässt sich folglich feststellen, dass in diesem 30-jährigen Zeitraum ca. 70% aller OPS bezogen auf das jeweilige Bezugsjahr stattfinden und die Anzahl der OPS mit Zunahme des Alters steigt.

4.2 Altersspezifische Darstellung im zeitlichen Trend

Wie in Abbildung 1 ersichtlich sind bezogen auf den zeitlichen Trend in den altersspezifischen Gruppen kaum Unterschiede auszumachen. In den Jahren 2007 und 2008 ist ein leichter Anstieg zu beobachten.

Abbildung 1: Altersspezifische Rate der OPS 5-35 bis 5-37 insgesamt, Deutschland, 2005 bis 2008

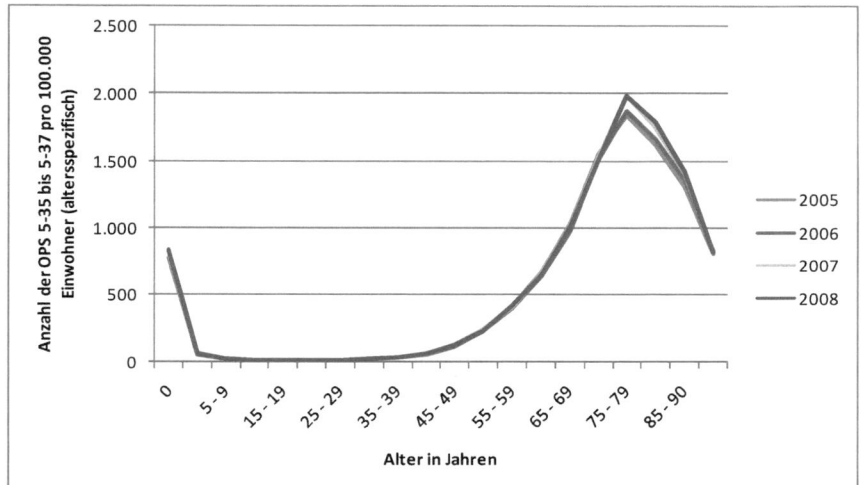

Eigene Darstellung und Berechnung

Datenhalter: Statistisches Bundesamt 2010

In dieser Abbildung sind die altersspezifischen Raten dargestellt, um die Anzahl der OPS 5-35 bis 5-37 in Relation zur Gesamtbevölkerung zu setzen. Dies bedeutet, dass im Zeitverlauf 2005 bis 2008 die meisten OPS in der Altersgruppe der 70-75-Jährigen stattfinden, nämlich ca. 2.000 OPS bezogen auf 100.000 Einwohner.

4.3 Geschlechtsspezifische Entwicklung

Nachdem zuvor die absoluten Zahlen der OPS berücksichtigt wurden, wird nun die Entwicklung der altersspezifischen Raten der OPS getrennt nach Männern und Frauen der Jahre 2005 bis 2008 beschrieben. Die Bezugsgröße bezieht sich entsprechend auf jeweils 100.000 Männer und 100.000 Frauen.

Abbildung 2: Altersspezifische Rate der OPS 5-35 bis 5-37, Deutschland, 2005 bis 2008, nach Geschlecht

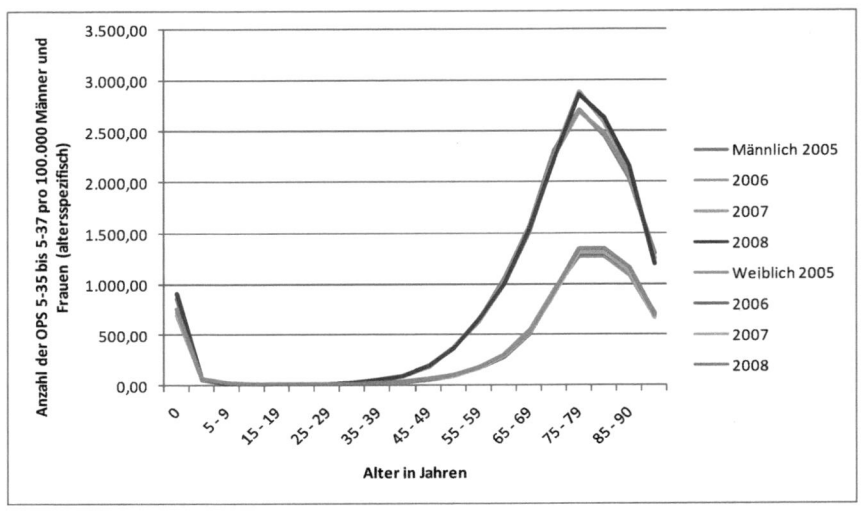

Eigene Darstellung und Berechnung

Datenhalter: Statistisches Bundesamt 2010

Es fällt auf, dass die Raten im Verlauf der Jahre 2005 bis 2008 erst ab dem 35. bis 39. Lebensjahr starke Differenzen im Geschlechtervergleich aufweisen (s. Abb. 2).

Um die geschlechtsspezifischen Unterschiede genauer miteinander vergleichen zu können, werden die altersspezifischen Raten von Männern mit denen der Frauen von den drei verschiedenen Altersgruppen verglichen in denen die Unterschiede besonders deutlich sind.

Tabelle 2 wird für diese Analyse und Beschreibung die Bezugstabelle sein.

Tabelle 2: Altersspezifische Rate der OPS 5-35 bis 5-37 nach Geschlecht, je 100.000, Deutschland, 2005 bis 2008

Alter in Jahren	Männlich				Weiblich			
	2005	2006	2007	2008	2005	2006	2007	2008
0	861,47	905,27	900,57	911,04	693,69	751,50	717,86	760,11
1 - 4	60,22	65,70	73,27	68,31	60,56	58,42	64,01	65,87
5 - 9	24,14	24,88	25,26	28,37	21,10	21,76	22,44	22,50
10 - 14	20,64	20,58	22,47	22,24	14,08	15,17	18,28	14,65
15 - 19	19,21	22,80	23,69	24,25	14,93	14,97	16,49	17,09
20 - 24	17,88	20,68	19,92	23,36	12,29	16,37	13,70	16,78
25 - 29	19,38	17,94	21,36	25,77	12,44	14,19	14,28	16,42
30 - 34	27,58	30,66	30,80	34,30	16,27	18,44	17,10	20,51
35 - 39	41,79	49,48	47,72	53,87	20,70	23,99	23,19	26,75
40 - 44	88,27	92,89	96,72	95,33	30,38	33,55	36,35	36,60
45 - 49	191,69	184,87	198,91	195,23	53,26	51,96	58,92	59,38
50 - 54	384,13	377,31	382,87	374,25	96,86	93,47	93,39	97,45
55 - 59	646,15	635,20	654,15	665,56	172,63	159,97	167,13	174,20
60 - 64	1.056,34	1.003,55	1.021,50	998,04	296,29	283,53	297,53	306,01
65 - 69	1.579,37	1.513,09	1.559,24	1.539,97	539,80	507,26	518,08	527,35
70 - 74	2.322,43	2.260,01	2.262,09	2.235,27	948,94	904,02	901,98	915,59
75 - 79	2.709,77	2.703,03	2.881,04	2.863,31	1.271,31	1.299,27	1.314,81	1.342,64
80 - 84	2.453,99	2.493,69	2.581,37	2.630,90	1.270,87	1.296,02	1.316,58	1.347,11
85 - 89	2.025,02	2.078,74	2.144,62	2.157,00	1.077,98	1.116,68	1.127,32	1.162,00
90 u. m.	1.307,21	1.255,02	1.193,68	1.203,49	667,92	702,62	673,01	691,00

Eigene Darstellung und Berechnung

Datenhalter: Statistisches Bundesamt 2010

4.3.1 Geschlechtsspezifische Unterschiede der unter 1-Jährigen

Die altersspezifischen Raten der OPS 5-35 bis 5-37 der unter Einjährigen liegen bei den männlichen Kindern mit ca. 900 OPS pro 100.000 männliche Säuglinge oberhalb der Raten der weiblichen Kinder. Die Raten der weiblichen Säuglinge liegen mit 694 Mädchen im Jahre 2005 bzw. 760 Mädchen im Jahre 2008 pro 100.000 weibliche Säuglinge geringfügig unter der Rate der Jungen.

4.3.2 Geschlechtsspezifische Unterschiede der 40-44-Jährigen

Ab der Altersgruppe der 40-44-Jährigen werden die geschlechtsspezifischen Unterschiede der Entwicklung der OPS 5-35 bis 5-37 besonders deutlich. So liegen die OPS der Männer mit ca. 90 OPS pro 100.000 männliche Einwohner fast dreimal so hoch wie die Raten der Frauen mit

31 OPS pro 100.000 weibliche Einwohner. Diese Tendenz wird bis in die Altersgruppen der 55-Jährigen fortgeführt. Zwar steigt die Anzahl der OPS bezogen auf beide Geschlechter kontinuierlich an, doch ist dieser Anstieg bei den Männern sehr viel ausgeprägter als bei den Frauen.

4.3.3 Geschlechtsspezifische Unterschiede der 55-89-Jährigen und älter

In der Altersgruppe der 55-89-Jährigen wird der geschlechtsspezifische Unterschied der OPS am Deutlichsten. So liegen die Raten der Männer in der Altersgruppe der 55-59-Jährigen mit ca. 650 OPS bezogen auf 100.000 männliche Einwohner, fast fünfmal so hoch wie die Raten der Frauen mit ca. 170 OPS bezogen auf 100.000 weibliche Einwohner.

Diese starke geschlechtsspezifische Diskrepanz setzt sich fort bis in die Altersgruppe der über 90-Jährigen.

4.4 Geschlechtsspezifische Darstellung im zeitlichen Trend

Im weiteren Verlauf des Berichts werden die Entwicklungen der OPS 5-35 bis 5-37 differenziert nach Männern und Frauen dargestellt.

Abbildung 3: Anzahl der OPS 5-35 bis 5-37, Deutschland, 2005 bis 2008, nach Geschlecht

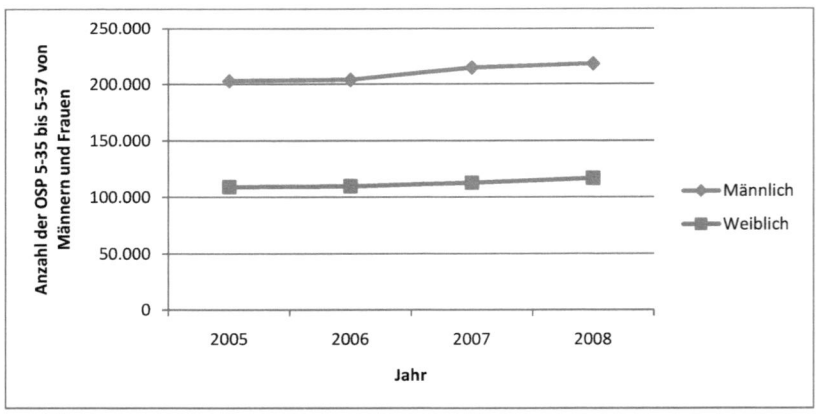

Eigene Darstellung und Berechnung

Datenhalter: Statistisches Bundesamt 2010

Besonders auffällig sind die fast doppelt so hohen Fallzahlen der OPS 5-35 bis 5-37 der Männer im Vergleich zu den Frauen (s. Abb.3). Dieser Trend setzt sich über den Zeitraum von 2005 bis 2008 für beide Geschlechter nahezu gleichermaßen fort. Die Fallzahlen steigen kontinuierlich an. Dabei ist die Zunahme der OPS im Zeitintervall von 2006 bis 2007 am stärksten ausgeprägt. Bei den Männern ergibt sich hier ein Anstieg der OPS um 5 Prozent, bei den Frauen um 2,5 Prozent[18]. Insgesamt lässt sich ein Anstieg bei den Männern von 2005 bis 2008 in Höhe von 14.872 OPS und bei den Frauen im selben Zeitraum von 7.429 OPS feststellen[19].

Weiter ist auffällig, dass sich die Alterskohorten in der die meisten OPS abgerechnet werden über das Jahresintervall 2005 bis 2008 verändern. Im Jahr 2005 gab es bei den Männern in der Altersgruppe der 65-69-Jährigen 39.814 OPS-Fälle, dies war innerhalb des Jahres 2005 die Altersgruppe mit den meisten OPS-Fällen. Im Jahr 2008 hingegen war die Altersgruppe der 70-74-Jährigen mit 44.853 Fällen die Altersgruppe mit den meisten OPS-Fällen[20]. Somit ist hier ein Trend zu beobachten der zeigt, dass sie Anzahl der OPS bei den Männern sich in eine ältere Altersgruppe verschiebt.

Bei den Frauen ist dieser Trend nicht auszumachen, allerdings ist bei den Frauen ohnehin die Altersgruppe mit den häufigsten OPS die Altersgruppe der 75-79-Jährigen. Dies gilt für den gesamten Zeitraum 2005 bis 2008.

5   Diskussion

Die Ergebnisse der Auswertung der Statistik über den bundesweiten OPS 5-35 bis 5-37 zeigen eindeutige Trends bezüglich des Alters und des Geschlechts und weisen sogar im Verlauf der vier Jahre wenn auch nur geringfügig Veränderungen in Richtung Zuwachs der OPS-Zahlen.

Zunächst fällt eine Verlagerung der durchgeführten OPS in die höheren Lebensjahre auf.

Herzerkrankungen und die damit im Zusammenhang stehenden therapeutischen Interventionen häufen sich ganz unabhängig von sonstigen Risikofaktoren im höheren Lebensalter. Somit hängt die tatsächliche (absolute) Zahl der jährlich durchgeführten OPS einerseits stark vom Anteil älterer und alter Menschen in der Bevölkerung ab. Andererseits gibt es aber auch die Tendenz, Operationen und Prozeduren im höheren Lebensalter durchzuführen durch die in Kapitel 2 erwähnte Verbesserung der Operationstechniken und der damit verbundenen Risikoreduzierung von Eingriffen im höheren Lebensalter.

---

[18] Siehe Tabelle 1
[19] Siehe Tabelle 2
[20] Siehe Tabelle 3

Im Geschlechtervergleich zeigt sich eine eindeutige Tendenz der abgerechneten Operationen und Prozeduren des Herzens OPS 5-35 bis 5-37 in Richtung der Männer.

Ab dem 40. Lebensjahr nimmt die Anzahl der genannten OPS bei Männern gegenüber der Frauen um das 2- bis 5-fache zu, erst ab dem 80. Lebensjahr (2005 bis 2007) bzw. dem 85. Lebensjahr (2008) werden bei Frauen mehr OPS 5-35 bis 5-37 abgerechnet. Dies hängt allerdings damit zusammen, dass es in den höheren Altersgruppen mehr Frauen gibt. Diese Tatsache wird belegt durch die altersspezifische Rate, bei der erkennbar wird, dass pro 100.000 weiterhin der Schwerpunkt der abgerechneten OPS bei Männern liegt.

Auch wenn hier nur ein kleiner Ausschnitt von nur vier Jahren betrachtet wird, fällt die Zunahme der OPS bei Männern auf. Denn obwohl die Zahl der hochbetagten Frauen zunimmt und auch erheblich höher ist als der entsprechende Männeranteil, ist die Gesamtzunahme der OPS im Verlauf von 2005 bis 2008 bei Männern doppelt so hoch wie bei Frauen. Dies ließe sich darauf zurückführen, dass Männer mehr Risikofaktoren bezüglich einer Herzerkrankung haben[21], was wiederum das starke Divergieren von den OPS-Zahlen ab dem 40. Lebensjahr von Männern und Frauen erklären würde.

Trotz einer möglichen Interpretation der Ergebnisse darf nicht vergessen werden, dass „sich der epidemiologische „Informationszugewinn" durch das als lernendes System konzipierte DRG-System in Grenzen hält, da ja hier abrechnungstechnische und nicht epidemiologische Fragen im Mittelpunkt stehen"[22]. Dies bedeutet, dass während einer Operation mehrere OPS abgerechnet werden können und somit keine Rückschlüsse auf tatsächliche Patientenzahlen zulässig sind.

Es bietet sich eine ergänzende Berücksichtigung des Indikators 7.30 aus dem „Indikatorensatz der Gesundheitsberichterstattung der Länder" an, bei dem herzchirurgische Eingriffe auf Länderebene in Deutschland dokumentiert werden[23]. Dieser Indikator basiert auf einer jährlichen Länderumfrage und dem Herzbericht von Bruckenberger und zählt nur den operativen Eingriff an sich.

Laut Bruckenberger in einer persönlichen Notiz am 24.06.2010 als Kommentar zu den unterschiedlichen Zahlen der DRG-Statistik (OPS 5-35 bis 5-37) und des Indikators 7.30, welche ja beide herzchirurgische Eingriffe beschreiben:

---

[21] vgl. Löwel 2006
[22] Bruckenberger, E. 2009, S. 205
[23] vgl. MGSSF 2003

"...es liegen unterschiedliche Zählweisen zu Grunde. Die Daten im Herzbericht basieren auf der Zahl der Eingriffe. Die Zählweise wurde der Leistungsstatistik der Deutschen Gesellschaft für Herz-, Thorax- und Gefäßchirurgie entnommen. Alle herzchirurgischen Zentren verwenden die gleiche zwischen ihnen vereinbarte Zählweise, z. B. eine Klappenoperation mit 2 Klappen = ein Eingriff aber zwei OPS. Ein anderes Beispiel: Bei den Herzschrittmachern und Defis[24] werden im Herzbericht nur die Eingriffe in den Herzzentren mitgezählt, bei der OPS-Zählung werden alle gezählt, unabhängig vom Behandlungsort (z.B. in einer Kardiologie). Statistiken im Gesundheitswesen erinnern oft an ein Labyrinth".

6 Fazit/ Handlungsempfehlungen

Deutlich geworden ist vor allem die Schwierigkeit der Interpretation der Daten. Hat man das Ziel vor Augen, die Entwicklung von Herzoperationen auch im Hinblick auf eine bevölkerungsbezogene Aussagefähigkeit klar abbilden zu wollen, müssen unterschiedliche Statistiken zugrunde gelegt werden. Hier wäre es hilfreich, die vorliegenden OPS-Statistik sowie die Statistik der Herzoperationen aus dem Indikatorensatz für die Gesundheitsberichterstattung der Länder durch eine personenbezogene Statistik zu ergänzen, um Mehrfachzählungen durch zwei oder mehrere OPS bei einem Eingriff oder wiederholte Operationen an einem Patienten aus dem Wege zu gehen und stattdessen einen Rückschluss auf die tatsächliche Zahl der betroffenen Patienten ziehen zu können.

Herzprävention könnte vereinfacht werden, wenn klar wäre wie viele Patienten in welchem Alter und eingeteilt nach Geschlecht tatsächlich den OPS-Zahlen zugrunde liegen. Epidemiologische Aussagen könnten vereinfacht werden.

Bei beiden Geschlechtern besteht ein großes Potenzial, durch gezielte Intervention die kardiovaskulären Risikofaktoren im Sinne der Primär- und auch Sekundärprävention zu reduzieren. Von besonderer Bedeutung für die Prävention ist die Berücksichtigung des kombinierten Vorkommens von Risikofaktoren, wie sie in den Risikoscores für die Berechnung des 10-Jahresrisikos gegeben ist. Auf diese Weise könnten vorzeitig auftretende Herzerkrankungen verhindert bzw. bei bereits erkrankten Personen weitere Komplikationen vermieden werden[25].

---

[24] Defibrillatoren (Erklärung der Verfasser)
[25] siehe Ermittlung des individuellen Herzinfarktrisikos, Löwel, H. 2006:18

Trotz eines fehlenden Personenbezugs der OPS-Zahlen kann klar festgehalten werden, dass das OPS-Aufkommen bei Männern so hoch ist, dass damit eine männerorientierte und -fokussierte Prävention nicht nur gerechtfertigt sondern von extremer Dringlichkeit ist - ohne dabei natürlich aus den Augen zu verlieren, dass auch Frauen in den letzten Jahrzehnten zunehmend die ursprünglich eher „männlichen Risikofaktoren" übernommen haben und damit auch bei Frauen das Bewusstsein für die Bedeutung von Herz-Kreislauferkrankungen weiterhin verstärkt werden sollte.[26]

Zusätzlich dürfte der demografische Alterungsprozess in den kommenden Jahrzehnten ein wichtiger Trendmotor für die Zahl der medizinischen Eingriffe am Herzen bleiben[27].

Zusammenfassend bleibt festzuhalten, dass – bei allem Fortschritt der Wissenschaft – die Nutzung aller individuellen präventiven Reserven und einer optimalen Langzeitversorgung die besten Chancen bietet, gesund alt zu werden und damit auch einem weiteren Kostenanstieg im Gesundheitswesen entgegen zu wirken[28].

Vielfältige Untersuchungen haben gezeigt, dass die systemische Erkrankung Atherosklerose/ Arteriosklerose (die ja die Basis für eine Herzerkrankung darstellt) eindeutig positiv beeinflusst wird durch strikte Primär- und Sekundärprävention. „Die Effekte der Präventionsmaßnahmen auf Morbidität/ Mortalität übersteigen den Nutzen aller noch so sophistischer medikamentöser u./ o. technischer medizinischer Interventionen"[29].

---

[26] Löwel, H. 2006:28
[27] Stanger, O. 2008:390
[28] vgl. Löwel, H. 2006:.31
[29] Stierle, u. 2008:2

Literatur und Quellenverzeichnis

Bruckenberger, Ernst (2009): Herzbericht 2008 mit Transplantationschirurgie. 21. Bericht.

GBE-Bund 2010b: http://www.gbe-bund.de/gbe10/ergebnisse.prc_tab?fid=11106&suchstring=OPS&query_id=&sprache=D&fund_typ=DEF&methode=2&vt=1&verwandte=1&page_ret=0&seite=&p_sprachks=D&p_uid=gastd&p_lfd_nr=17&p_news=&p_aid=24248374&hlp_nr=3&p_janein=J[Stand: 11.07.2010]

GBE-Bund 2010c: http://www.gbe-bund.de/oowa921-install/servlet/oowa/aw92/dboowasys921.xwdevkit/xwd_init?gbe.isgbetol/xs_start_nen/&p_aid=3&p_aid=88958330&nummer=666&p_sprache=D&p_indsp=-&p_aid=76850292 [Stand: 11.7.2010]

GBE-Bund 2010e: http://www.gbe-bund.de/gbe10/ergebnisse.prc_tab?fid=2074&suchstring=&query_id=&sprache=D&fund_typ=DEF&methode=&vt=&verwandte=1&page_ret=0&seite=1&p_lfd_nr=2&p_news=&p_sprachkz=D&p_uid=gast&p_aid=47668549&hlp_nr=2&p_janein=J [Stand: 11.07.2010]
InEK(2010): http://www.g-drg.de/cms/index.php/inek_site_de/Media/Files/Kalkulation/Vereinbarung_Verguetungskonz Ver_Anlage_1_der_Ergaenzung_zur_Vereinbarung_nach_17b_Absatz_5_KHG_DRG-Systemzuschlag_vom_17.12.2004/%28language%29/ger-DE [Stand:11.08.2010]

Löwel, Hannelore; Hörmann, Allmut (2006): Koronare Herzkrankheit und akuter Myokardinfarkt. Berlin: Robert Koch-Inst. (Gesundheitsberichterstattung des Bundes, 33).

MGSSF (2003): Arbeitsgemeinschaft der Obersten Landesgesundheitsbehörden der Länder; Nordrhein-Westfalen.: Indikatorensatz für die Gesundheitsberichterstattung der Länder (2003). Bielefeld: Landesinst. für den Öffentl. Gesundheitsdienst des Landes Nordrhein-Westfalen (lögd).

Müller, Thomas (2009): DRG-Basiswissen für Ärzte und Kodierer. Eine praktische Anleitung. 2. Aufl., Neuaufl. Mannheim: Medizificon-Verl.

PflegeWiki 2010: http://www.pflegewiki.de/wiki/Herz [Stand: 11.07.2010]

Stanger, O. (2008): Herzchirurgie. In: Rieder, Anita; Lohff, Brigitte (Hg.) (2008): Gender Medizin. Geschlechtsspezifische Aspekte für die klinische Praxis. Zweite, überarbeitete und erweiterte Auflage. Vienna: Springer Vienna.

Statistisches Bundesamt, 2010: https://www-ec.destatis.de/csp/shop/sfg/bpm.html.cms.cBroker.cls?cmspath=struktur,vollanzeige.csp&ID=1023903 [Stand: 11.07.2010]

Stierle, Ulrich; Hartmann, Franz; Maetzel, Friedrich-Karl (2008): Klinikleitfaden Kardiologie. [Download]. 4. Aufl. München: Elsevier Urban & Fischer (Klinikleitfaden).

Wirtschaftslexikon24, 2010: http://www.wirtschaftslexikon24.net/d/gkv-reformgesetz-2000/gkv-reformgesetz-2000.htm[Stand: 11.07.2010]

Anhang

Tabelle 3: Absolute Fälle der OPS 5-35 bis 5-37 der Männer, Deutschland, 2005 bis 2008

Alter in Jahren	2005		2006		2007		2008	
	Anzahl	Anteil in %	Anzahl	Anteil in %	Anzahl	Anteil in %	Anzahl	Anteil in %
0	3.072	1,51	3.157	1,55	3.142	1,47	3.199	1,47
1 - 4	901	0,44	963	0,47	1.055	0,49	972	0,45
5 - 9	492	0,24	502	0,25	499	0,23	547	0,25
10 - 14	445	0,22	430	0,21	464	0,22	456	0,21
15 - 19	474	0,23	561	0,28	571	0,27	567	0,26
20 - 24	442	0,22	509	0,25	491	0,23	580	0,27
25 - 29	472	0,23	444	0,22	535	0,25	650	0,30
30 - 34	723	0,36	763	0,37	742	0,35	818	0,38
35 - 39	1.461	0,72	1.658	0,81	1.517	0,71	1.601	0,74
40 - 44	3.234	1,59	3.429	1,68	3.568	1,66	3.476	1,60
45 - 49	6.097	3,00	6.052	2,97	6.695	3,12	6.755	3,10
50 - 54	10.746	5,30	10.689	5,24	11.040	5,15	11.014	5,06
55 - 59	15.060	7,42	15.744	7,72	16.863	7,87	17.560	8,06
60 - 64	25.608	12,62	22.125	10,85	21.474	10,02	20.803	9,55
65 - 69	39.814	19,62	39.193	19,22	40.271	18,78	38.670	17,76
70 - 74	38.721	19,08	39.759	19,50	42.360	19,76	44.853	20,60
75 - 79	32.819	16,17	33.910	16,63	36.746	17,14	36.539	16,78
80 - 84	16.005	7,89	16.870	8,27	18.328	8,55	20.017	9,19
85 - 89	4.483	2,21	5.427	2,66	6.455	3,01	7.176	3,30
90 u. m.	1.841	0,91	1.714	0,84	1.564	0,73	1.529	0,70

Quelle: eigene Darstellung und Berechnung

Datenhalter Statistisches Bundesamt 2010

Tabelle 4: Absolute Fälle der OPS 5-35 bis 5-37 der Frauen, Deutschland, 2005 bis 2008

Alter in Jahren	2005		2006		2007		2008	
	Anzahl	Anteil in %	Anzahl	Anteil in %	Anzahl	Anteil in %	Anzahl	Anteil in %
0	2.350	2,16	2.485	2,27	2.371	2,11	2.533	2,17
1 - 4	861	0,79	813	0,74	875	0,78	889	0,76
5 - 9	408	0,37	417	0,38	421	0,37	412	0,35
10 - 14	288	0,26	301	0,27	358	0,32	285	0,24
15 - 19	350	0,32	350	0,32	378	0,34	380	0,33
20 - 24	295	0,27	391	0,36	327	0,29	402	0,35
25 - 29	294	0,27	342	0,31	349	0,31	404	0,35
30 - 34	411	0,38	444	0,40	400	0,36	476	0,41
35 - 39	687	0,63	766	0,70	705	0,63	764	0,66
40 - 44	1.060	0,97	1.177	1,07	1.274	1,13	1.270	1,09
45 - 49	1.639	1,50	1.645	1,50	1.917	1,70	1.984	1,70
50 - 54	2.713	2,49	2.642	2,41	2.674	2,38	2.833	2,43
55 - 59	4.048	3,71	4.001	3,65	4.364	3,88	4.675	4,01
60 - 64	7.434	6,82	6.469	5,90	6.471	5,75	6.597	5,66
65 - 69	14.904	13,67	14.332	13,07	14.548	12,94	14.360	12,33
70 - 74	19.147	17,56	19.036	17,36	20.042	17,82	21.640	18,58
75 - 79	23.128	21,21	23.437	21,38	23.404	20,81	23.477	20,16
80 - 84	19.051	17,47	19.239	17,55	19.329	17,19	19.725	16,94
85 - 89	6.816	6,25	8.190	7,47	9.419	8,38	10.652	9,15
90 u. m.	3.154	2,89	3.160	2,88	2.823	2,51	2.709	2,33

Quelle: eigene Darstellung und Berechnung

Datenhalter Statistisches Bundesamt 2010

Tabelle 5: Bevölkerung im Jahresdurchschnitt, Deutschland, 2005 bis 2008

Alter in Jahren	männlich				weiblich			
	2005	2006	2007	2008	2005	2006	2007	2008
Alle Altersgruppen	40.348.986	40.317.807	40.287.823	40.238.595	42.115.358	42.048.003	41.974.819	41.881.181
0	356.598	348.734	348.892	351.137	338.768	330.671	330.289	333.241
1 - 4	1.496.093	1.465.658	1.439.977	1.422.985	1.421.631	1.391.753	1.366.899	1.349.624
5 - 9	2.037.981	2.017.904	1.975.262	1.927.804	1.933.777	1.916.361	1.876.210	1.831.197
10 - 14	2.156.023	2.089.653	2.064.693	2.050.618	2.045.998	1.983.531	1.958.897	1.944.911
15 - 19	2.467.847	2.460.792	2.410.688	2.338.159	2.344.022	2.337.956	2.292.160	2.224.055
20 - 24	2.471.447	2.461.404	2.465.090	2.483.105	2.400.604	2.389.216	2.386.688	2.395.355
25 - 29	2.435.365	2.474.656	2.504.571	2.521.911	2.363.810	2.410.893	2.443.627	2.459.976
30 - 34	2.621.256	2.488.757	2.408.967	2.384.591	2.525.406	2.408.257	2.338.685	2.320.419
35 - 39	3.495.827	3.350.602	3.178.641	2.971.934	3.318.519	3.193.230	3.040.294	2.856.585
40 - 44	3.663.754	3.691.585	3.688.880	3.646.234	3.489.322	3.508.400	3.505.083	3.469.624
45 - 49	3.180.692	3.273.689	3.365.806	3.460.032	3.077.093	3.165.857	3.253.591	3.341.439
50 - 54	2.797.457	2.832.935	2.883.520	2.942.964	2.800.967	2.826.599	2.863.164	2.907.154
55 - 59	2.330.738	2.478.599	2.577.847	2.638.364	2.344.900	2.501.151	2.611.117	2.683.665
60 - 64	2.424.215	2.204.673	2.102.193	2.084.379	2.509.020	2.281.582	2.174.911	2.155.823
65 - 69	2.520.879	2.590.255	2.582.732	2.511.093	2.761.003	2.825.358	2.808.059	2.723.037
70 - 74	1.667.259	1.759.243	1.872.601	2.006.600	2.017.734	2.105.694	2.222.009	2.363.515
75 - 79	1.211.137	1.254.517	1.275.443	1.276.111	1.819.227	1.803.864	1.780.031	1.748.576
80 - 84	652.203	676.508	710.011	760.843	1.499.057	1.484.466	1.468.127	1.464.250
85 - 89	221.381	261.071	300.986	332.684	632.291	733.421	835.519	916.693
90 u. m.	140.834	136.572	131.023	127.047	472.209	449.743	419.459	392.042

Quelle(n): Fortschreibung des Bevölkerungsstandes

Datenhalter Statistisches Bundesam 2010